BEI GRIN MACHT SICH IHR WISSEN BEZAHLT

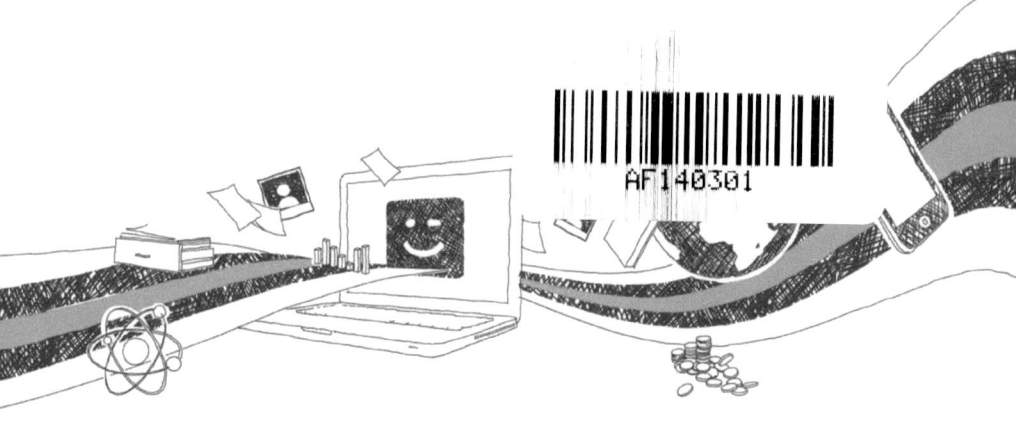

- Wir veröffentlichen Ihre Hausarbeit,
  Bachelor- und Masterarbeit

- Ihr eigenes eBook und Buch -
  weltweit in allen wichtigen Shops

- Verdienen Sie an jedem Verkauf

Jetzt bei www.GRIN.com hochladen und kostenlos publizieren

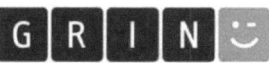

Bibliografische Information der Deutschen Nationalbibliothek:

Die Deutsche Bibliothek verzeichnet diese Publikation in der Deutschen National-
bibliografie; detaillierte bibliografische Daten sind im Internet über http://dnb.d-
nb.de/ abrufbar.

Impressum:

Copyright © 2015 GRIN Verlag
Druck und Bindung: Books on Demand GmbH, Norderstedt Germany
ISBN: 9783668136175

Dieses Buch bei GRIN:

https://www.grin.com/document/315369

Henriette Bartusch

Gewalt gegen Pflegende. Gewaltprävention und Gewaltintervention in der Pflegebranche

GRIN Verlag

GRIN - Your knowledge has value

Der GRIN Verlag publiziert seit 1998 wissenschaftliche Arbeiten von Studenten, Hochschullehrern und anderen Akademikern als eBook und gedrucktes Buch. Die Verlagswebsite www.grin.com ist die ideale Plattform zur Veröffentlichung von Hausarbeiten, Abschlussarbeiten, wissenschaftlichen Aufsätzen, Dissertationen und Fachbüchern.

Besuchen Sie uns im Internet:

http://www.grin.com/

http://www.facebook.com/grincom

http://www.twitter.com/grin_com

Technische Universität Dresden
Fakultät Erziehungswissenschaften
Institut für Berufspädagogik und Berufliche Didaktiken
Professur für Gesundheit und Pflege/Berufliche Didaktik
WiSe 2014/15 – MA-GP-M7-P2 Komplexe Versorgungssysteme in der Pflege

Gewalt gegen Pflegende – Eine Betrachtung möglicher Lösungsansätze

Henriette Julia Bartusch
MA Höheres Lehramt an berufsbildenden Schulen

Dresden, den 14.01.2015

Inhaltsverzeichnis

1. Einleitung 3

2. Gewalt in der Pflege – Ein Definitionsversuch 5

3. Gewaltprävention und -intervention 10

4. Schlussbetrachtung 19

Literatur- und Quellenverzeichnis 22

1. Einleitung

> Violence in the healthcare workplace is an unfortunate reality, a risk factor that is sometimes viewed as fact of life for nurses. Statistics proving the staggering number of violent acts against nurses on the job are released year after year [...]. In spite of this, attempts to quell this workplace hazard have often been largely unsuccessful, perpetuating a culture of complacence.[1]

Trautner bringt die drastische Problematik, mit welcher Pflegende tagtäglich in ihrem Arbeitsumfeld konfrontiert sind auf den Punkt. Mit Schlagwörtern wie *unfortunate, risk factor* and *hazard* spricht sie die bedrohliche Situation Pflegender an, welche oftmals unausgesprochen bleibt, da sie viel zu oft als „fact of life for nurses"[2] bagatellisiert wird. Dabei sollte diese Thematik nicht unterbewertet werden, denn aktuellere Studien „aus dem europäischen und deutschsprachigen Raum konnten [...] aufzeigen, dass zwischen 20 und 90% der Mitarbeitenden innerhalb von 12 Monaten physische und verbale Gewalt"[3] durch PatientInnen erfuhren. So fanden zum Beispiel Franz et al. in ihrer retrospektiven Studie von 2010 mit 123 Befragten heraus, dass innerhalb der letzten 12 Monate „70.7% of the respondents experienced physical and 89.4% verbal aggression"[4]. Auch aus eigener Erfahrung – durch die Arbeit im pflegerischen Bereich im Krankenhaus – kann bestätigt werden, dass durch PatientInnen ausgeübte Gewalt eine immanente Konstante des Berufsalltages von Gesundheits- und KrankenpflegerInnen darstellt. Oftmals musste die Erfahrung gemacht werden, dass zu Pflegende verbal und physisch gegen Pflegende bei der Ausübung ihrer pflegerischen Tätigkeiten vorgingen. Dabei wirkte die Reaktion der Pflegenden auf derartige Gewaltanwendungen befremdlich. Denn paradoxerweise wurde derartiges PatientInnenverhalten scheinbar geduldet und – wenn überhaupt angesprochen – dermaßen verbalisiert, dass es als normal anmutete. Diese Erkenntnis konnte Phrasen wie *PatientIn war mal wieder aggressiv* oder *PatientIn schlägt wie immer bei der Körperpflege um sich* entnommen werden. Lösungen für solche Schwierigkeiten bei der alltäglichen Pflege von PatientInnen wurden lediglich einseitig auf Seiten der zu Pflegenden gesucht und beschränkten sich häufig

---

[1] Trautner, Kelly (2012): Violence against nurses. Curing an epidemic. In: Ohio Nurses Review, 87 Jg., H. 01, S. 12.

[2] Ebd.

[3] Richter, Dirk (2014): Verbale Aggressionen gegen Mitarbeitende im Gesundheitswesen. Ergebnisse einer qualitativen Studie. In: Das Gesundheitswesen, 76. Jg., H. 08/09, S. 495.

[4] Franz et al. (2010): Aggression and violence against health care workers in Germany. A cross sectional retrospective survey. In: BMC Health Services Research, 10. Jg., H. 51., S. 1-8.

auf Fixierungsmaßnahmen. Die dabei durch die Gewaltanwendung entstandenen Konsequenzen für die Pflegenden wurden scheinbar unreflektiert akzeptiert und Möglichkeiten zur Konfliktbearbeitung blieben innerhalb des pflegerischen Teams unangetastet. Auch Matolycz schreibt in ihrem Buch, dass Gewalt ein „Pflegephänomen [ist – H.B.], dass (noch immer) stark tabuisiert [sei – H.B.]"[5]. Als Pflegekraft wurde diesem Problem somit häufig mit Hilflosigkeit begegnet und Fragen zum Handeln bei und Schutz vor Gewalt durch zu Pflegende blieben unbeantwortet. Auch Richter schildert in seiner qualitativen Studie, dass die ProbandInnen von Hilflosigkeit gegenüber dieser Problematik berichteten.[6] Aufgrund der Problematik, dass Gewalt einen immanenten Bestandteil des pflegerischen Berufes darstellt und dass Pflegende dieser hilflos gegenüberstehen, betonen Franz et al. „the need for improved target group specific prevention of aggressive incidents towards care workers and the need for effective aftercare in Germany"[7].

Ziel dieser Arbeit ist es deshalb, die Frage zu klären, wie sich Pflegende vor Gewaltübergriffen schützen können. Um diese Zielstellung zu erfüllen, ist die Arbeit folgendermaßen gegliedert. Zunächst wird versucht, sich dem Begriff der Gewalt anzunähern, um danach eine Definition und mögliche Einteilung des Gewaltbegriffs zu erarbeiten. An dieser Stelle soll ebenso die Gewaltanwendung in der Pflege exemplarisch aufgedeckt werden. Das darauffolgende Kapitel beschäftigt sich mit Präventions- und Interventionsmöglichkeiten zum Schutz der Pflegenden. Dabei soll vor allem die Prävention im Fokus stehen, um die Entstehung von Gewalt von Beginn an zu verhindern. Somit soll das vorletzte Kapitel mögliche Lösungsansätze bieten und damit aufzeigen, wie Pflegende sich vor Gewaltübergriffen schützen können. Abschließend fasst eine Schlussbetrachtung die wichtigsten Aspekte der Arbeit zusammen und dient zugleich der Rückführung zum Thema. Von jeglichen Theorien, die Erklärungen für gewalttätiges Verhalten liefern sowie von rechtlichen Bezugnahmen soll in dieser Arbeit abgesehen werden, da es vielmehr um die Förderung der Wahrnehmung für gewalttätiges Handeln sowie um die praktische Lösung derartigen Begegnens gehen soll. Des Weiteren soll in dieser Arbeit lediglich die Gewalt gegen Pflegende und nicht gegen zu Pflegende betrachtet werden, da sonst der Rahmen der Arbeit überschritten werden würde.

Die Quellen zur Bearbeitung der Kapitel wurden über den Internet-Katalog und die medizinischen Datenbanken der sächsischen Landes- Staats- und Universitätsbiblio-

---

[5] Matolycz, Esther (2011): Pflege von alten Menschen. Wien: Springer, S. 273.
[6] Vgl.: Richter, Dirk (2014): 494.
[7] Franz et al. (2010): S. 7.

thek Dresden ausgewählt. Dabei dienten vorwiegend Suchbegriffe wie *Gewalt*, *Pflege** und *Prävention/Intervention* zur Findung geeigneter Quellen. Von den aufgeführten und gefundenen Quellen wurden im Nachhinein diejenigen zur Bearbeitung des Themas verwendet, die ein aktuelles Datum und verlässliche Quellen vorzuweisen hatten. Bei Artikeln wurde vor allem auf den Impact Factor und darauf, ob sie Peer Reviewed sind, geachtet. Bei der Literaturrecherche stellte sich schnell heraus, dass zu dem Thema Gewalt in der Pflege reichlich englische und deutsche Literatur zur Verfügung steht.

2. Gewalt in der Pflege – Ein Definitionsversuch

Im folgenden Kapitel soll der Versuch unternommen werden, dem komplexen Begriff *Gewalt* eine speziell auf das Handlungsfeld Pflege bezogene Definition und Einteilung zu Grunde zu legen. Ebenso soll exemplarisch aufgezeigt werden, wie Gewalt gegen Pflegende aussehen kann. Dies soll dazu dienen, Handlungen als gewalttätige Handlungen zu deklarieren und ihnen ein Gesicht zu geben. Zugleich soll dies eine Struktur bieten, anhand derer Gewalthandlungen analysiert werden können, um später interventive und präventive Schritte ableiten zu können. Um den Begriff der Gewalt zu definieren soll zunächst ein Bild dazu dienen, sich dem Thema *Gewalt in der Pflege* gedanklich zu nähern.

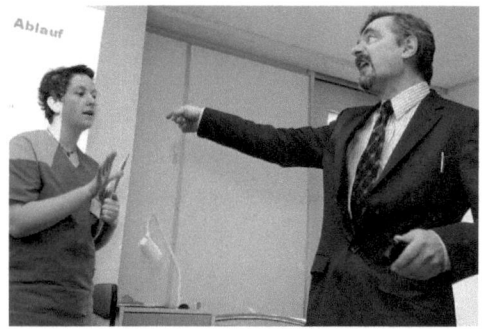

Abbildung 1[8]

Unter Betrachtung der Interaktionspartner in Abbildung 1 lässt sich anhand der Kleidung zunächst mutmaßen, dass eine Pflegende und ein zu Pflegender als Beteiligte am Geschehen abgebildet sind. Zudem scheint es, als würden beide Kommunikationspartner ein Gespräch führen. Die Pflegende hält ihre rechte Hand vor ihren Körper, in

---

[8] http://files.newsnetz.ch/story/1/3/1/13146247/7/topelement.JPG (Zugriff: 19.12.2014)

der anderen Hand hält sie eine Kladde, welche sie nah an ihren Körper presst. Der zu Pflegende deutet mit seinem rechten Zeigefinger auf die Pflegekraft und hat einen recht energischen Gesichtsausdruck. Doch was hat diese Abbildung nun mit Gewalt zu tun? Auf den ersten Blick könnte gemutmaßt werden, dass die Pflegende einem empörten Patienten etwas erläutern möchte. Innerhalb dieser Handlungssituation könnte ihre Mimik und Gestik als instruktiv und die des Mannes als entrüstet interpretiert werden. Eine scheinbar alltägliche Situation im pflegerischen Alltag, in welcher kleinere Differenzen geklärt werden. Auf den zweiten Blick – unter der Gewaltperspektive – wirkt die Pflegekraft eher defensiv, besänftigend und hinterlässt den Eindruck, dass sie sich schützen möchte. Der Mann wirkt im Rahmen dieser Betrachtungsweise ziemlich offensiv, aggressiv und angriffslustig. Aus diesem Blickwinkel wirkt es eher, als würde sich die junge Frau durch den Mann bedrängt fühlen, welcher scheinbar jeden Moment handgreiflich werden könnte. Die abgebildete Situation hinterlässt somit einen bedrohlichen Eindruck. Demzufolge stehen sich in dieser Abbildung Konfliktgespräch und Gewaltanwendung und damit zwei komplett konträre Interpretationsschemata gegenüber. Angenommen der Patient bedroht nun tatsächlich die Pflegende, was könnten dann seine Motive sein? Hat er eine cholerische Persönlichkeitsstruktur, sodass er bei kleineren Differenzen aggressiv wird? Oder hat er eine schwere Erkrankung, welche ihn zu solchen Gefühlsausbrüchen veranlasst? Es lassen sich sicherlich vielfältige Motive zusammentragen. Wie könnte nun die Pflegende sein Handeln empfinden? Vielleicht verspürt diese große Angst und hat das Bedürfnis aus der Situation auszubrechen. Andererseits könnte sie, im Bewusstsein der schweren Grunderkrankung des zu Pflegenden, Mitleid mit diesem haben und dabei die aggressive Gestik und Mimik zu Gunsten des Erkrankten wohlwollend in Kauf nehmen. Diese Abbildung und die dazu formulierten Gedanken verdeutlichen somit, dass, genau wie die verschiedenen Interpretationen der Fotografie, auch die Anwendung von Gewalt in der Pflege unterschiedlich wahrgenommen werden kann. Somit kann die Wahrnehmung – je nach persönlicher Perspektive – zwischen dem Eindruck einer Handlung als Gewaltanwendung oder als akzeptabler Reaktion differieren. Folglich ist die Definition von Gewalt abhängig von individuellen Ansichten und somit erweist sich das zu Grunde legen einer allgemeingültigen Definition als äußerst schwierig. Denn schließlich lassen sich Gefühle nur schwer definieren.

Auch Weissenberger-Leduc und Weiberg machen deutlich, dass der Begriff *Gewalt* „aufgrund der Unterschiedlichkeit der unter diesem Begriff subsumierten Handlungen und Unterlassungen sowie der Vielfalt an „Tätern" und „Opfern"Herv. d. Verf.

nicht leicht zu fassen"[9] sei. Was die Täter und Opfer angeht, kann innerhalb des Pflege-prozesses jeder Beteiligte zu einer der beiden Personengruppen überwechseln. So kön-nen Pflegende, zu Pflegende, Angehörige oder auch MitpatientInnen zu Opfern oder auch Tätern werden. Aber auch die Institution, welche Pflege als Dienstleistung anbie-tet, kann zum Täter werden. Grond versucht nach einer Betrachtung bisheriger Definiti-onen eine eigene Definition von Gewalt zu geben:

> „Gewalt ist jede Zwangsmaßnahme, die den Willen und Widerstand des Op-fers überwindet, ihm eine Handlung aufzwingt, seine Willensfreiheit beein-trächtigt oder es schädigt. Gewalt ist nach der Schädigung des Opfers zu defi-nieren. Die Macht der Schädigung geht von der Struktur oder von einem Täter aus."[10]

Gronds Begriffsbildung betont Gewalt als Tätigkeit, die das Opfer schädigt, vernachläs-sigt dabei aber, – und dies soll nur kurz erwähnt werden, da Gewalt gegen Pflegende weniger in Form von Unterlassungen stattfindet – dass auch Unterlassung Gewalt ver-körpern kann. Die Definition von Gewalt aus der Perspektive des Opfers heraus ist nach obigen Ausführungen als sinnvoll zu betrachten. Jedoch ergibt sich eine weitere Prob-lematik aus dieser Definition – nämlich die, wer als Täter zu deklarieren ist. Die Opfer können die Täter häufig eindeutig benennen. Jedoch nehmen sich die Täter – wie zum Beispiel im Fall der Abbildung 1 der zu Pflegende – oftmals gar nicht erst als Täter wahr und haben vielleicht auch nicht die Absicht jemandem zu schaden. Eventuell rechtfertigt der Patient aus Abbildung 1 sein Verhalten durch die Unzuverlässigkeit der Pflegekräfte und empfindet nicht sich selbst, sondern die institutionellen Strukturen als Täter und sieht sich in diesem Zusammenhang sogar eventuell selbst als Opfer. Hieraus lässt sich ein hierarchisches Gebilde ableiten, welches verdeutlicht, dass die Übernahme der Rolle des Täters – wenn auch nicht bewusst – von unten nach oben weitergereicht wird. So sieht sich zum Beispiel die Pflegende als Opfer und benennt den Patienten als Täter. Der augenscheinliche Täter wiederum sieht keine Alternativen zu seinem Han-deln, da er sich durch die strukturellen Rahmenbedingungen genau zu dieser Hand-lungsweise gezwungen fühlt. So beschuldigt dieser wiederum die Institution und die Institution sucht wahrscheinlich die Antwort auf ihre Täterschaft in politischen Struktu-ren. Deswegen ist es umso wichtiger, in den Köpfen der Pflegenden „Vorsorge und Be-

---

[9] Weissenberger-Leduc, Monique; Weiberg, Anja (2011): Gewalt und Demenz. Ursachen und Lösungs-ansätze für ein Tabuthema in der Pflege. Wien; New York: Springer, S. 42.
[10] Grond, Erich (2007): Gewalt gegen Pflegende. Altenpflegende als Opfer und Täter. Bern: Huber, S. 14.

reitschaft für aggressions- und gewaltverringerndes Handeln zu treffen"[11]. Wie oben bereits erwähnt, wird an dieser Stelle nochmals deutlich, dass es offensichtlich mehrere Täter geben kann, wodurch sich unter anderem eine Möglichkeit bietet, den Begriff der Gewalt einzuteilen.

Dabei unterscheidet Grond angelehnt an den Friedensforscher Johan Galtung zwischen indirekter und direkter Gewalt, welche er wiederum in strukturelle und kulturelle Gewalt sowie in körperliche, psychische und finanzielle Gewalt untergliedert.[12] Folglich zeichnet sich die indirekte Gewalt durch ihren „Prozesscharakter"[13] und die direkte Gewalt durch ihren „Ereignischarakter"[14] aus. Aber auch, ob die Gewalt durch eine Person ausgeübt wird oder nicht, ist ein wichtiges Unterscheidungskriterium zwischen beiden Gewaltformen. Dabei wird direkte, auch personale Gewalt durch ein Subjekt ausgeübt, wobei die indirekte Gewalt aus „systemischen Strukturen"[15] heraus entsteht. Im Detail betrachtet, behindert indirekte strukturelle Gewalt die „Entfaltung abhängiger Personen [...] und keiner ist bereit, Verantwortung zu übernehmen"[16]. Diese Behinderung der Entfaltung ist Ursache von „Strukturen wie politisch zu verantwortende Gesetze oder wirtschaftliche Rahmenbedingungen"[17] in den Pflegeeinrichtungen. Dementsprechend äußert sich strukturelle Gewalt gegen Pflegende in Form von unregelmäßigen Dienstzeiten, Mangel an Personal, Zeitdruck, festgelegten Tagesabläufen durch Heim- und Pflegedienstleitungen sowie gesetzlichen Vorgaben und Anforderungen von Pflege- und Krankenkassen.[18] Weniger leicht zu fassen ist dagegen die Form der indirekten kulturellen Gewalt. Dabei bietet diese den „grundsätzlichen Kontext, vor dessen Hintergrund gewalttätige Handlungen und Unterlassungen [...] legitimiert werden und nicht mehr als solche erscheinen – man nimmt sie nicht als Unrecht wahr"[19]. Sie wird vor allem durch Stereotype, Vorurteile und unreflektierte Urteile verkörpert und hat somit

---

[11] Hirsch, Rolf D. (2000): Definition und Abgrenzung von Gewalt und Aggression. In: Hirsch, Rolf D.; Bruder, Jens; Radebold, Hartmut (Hrsg.): Aggression im Alter. Bonn: Bonner Initiative gegen Gewalt im Alter, S. 38. (Bonner Schriftenreihe „Gewalt im Alter", Bd. 7)
[12] Vgl.: Grond, Erich (2007): S. 17.
[13] Hirsch, Rolf D. (2000): S. 33.
[14] Ebd.
[15] Schirmer, Uwe et al. (2012): Prävention von Aggression und Gewalt in der Pflege. Grundlagen und Praxis des Aggressionsmanagements für Psychiatrie und Gerontopsychiatrie. 3. Aufl., Hannover: Schlütersche, S. 17.
[16] Grond, Erich (2007): S. 15.
[17] Ebd.
[18] Vgl.: Schneider, Cordula (2005): Gewalt in Pflegeeinrichtungen. Erfahrungen von Pflegenden. Hannover: Schlütersche, S. 35. (Mainzer Schriften: Pflegebibliothek)
[19] Weissenberger-Leduc, Monique; Weiberg, Anja (2011): S. 164f.

auch bedeutende Konsequenzen für die beurteilten Personen.[20] Beispielsweise könnte das Vorurteil, dass Pflegekräfte unmotiviert seien, einzelne Pflegende, welche genau das Gegenteil von sich behaupten würden, erheblich kränken und ihnen wiederum schaden, indem durch dieses Vorurteil ablehnende Handlungen von zu Pflegenden gegen Pflegende begünstig würden. Grond fasst zu den beiden Formen der indirekten Gewalt zusammen, dass wenn „strukturelle Gewalt institutionalisiert und kulturelle Gewalt verinnerlicht werden, die Gefahr personaler Gewalt (steigt)"[21]. Dementsprechend kann die Gefahr der physischen, psychischen und finanziellen Gewaltanwendung steigen. Dabei wird die physische Gewalt als das „Zufügen von körperlichem Schmerz"[22] sowie als „körperlicher Zwang"[23] und die psychische Gewalt als der „Versuch, Kontrolle über Eigentum zu erhalten"[24] sowie als das „Androhen von Gewalt"[25] definiert. Schneider fasst in Anlehnung an Kienzle/Paul-Ettlinger und Knobling unter physischer Gewalt Erscheinungsformen wie das Kratzen, Beißen, Zwicken, Spucken, Treten, Schlagen, Werfen mit Gegenständen und das Schlagen mit Händen oder Gegenständen zusammen. Die Anwendung psychischer Gewalt charakterisiert sie durch Erscheinungsbilder wie das Anschreien, Beschimpfen, Beleidigen, Verweigern von Pflegemaßnahmen, Einnässen/Einkoten, Streiten, Anschuldigen, wiederholte Klingeln, Verbreiten von Gerüchten, Ausspielen des Personals sowie mangelnde Anerkennung.[26] Unter finanzieller Gewalt wird die „Kontrolle über Eigentum zu erlangen suchen"[27] sowie der „Übergriff auf Besitzstand"[28] verstanden, wobei diese im Rahmen der Untersuchung von Gewalt gegen Pflegende an dieser Stelle nur kurz erwähnt bleiben soll. Viel mehr soll hier kurz die sexuelle Belästigung angesprochen werden, welche Kienzle und Paul-Ettlinger unter speziellen Aggressionsformen zusammenfassen. Sie definieren diese als „jede Verhaltensweise [...] welche die *Würde der Pflegekraft* [Herv. d. Verf.] [...] beeinträchtigt"[29], wobei die Würde dann verletzt ist, wenn Pflegepersonal „zum (sexuellen) Objekt her-

---

[20] Vgl. ebd.
[21] Grond, Erich (2007): S. 17.
[22] Hirsch, Rolf D.; Kranzhoff, Erhard U. (1997): Gewalt: Aspekte des Begriffs. In: Hirsch, Rolf D.; Vollhardt, Bodo R.; Erkens, Fred (Hrsg.): Gewalt gegen alte Menschen. 1. Arbeitsbericht. 2. Aufl., Bonn: Förderverein Gerontopsychiatrie e.V., S. 7.
[23] Ebd.
[24] Ebd.
[25] Ebd.
[26] Vgl. Schneider, Cordula (2005): S. 35.
[27] Hirsch, Rolf D.; Kranzhoff, Erhard U. (1997): S. 7.
[28] Ebd.
[29] Kienzle, Theo; Paul-Ettlinger Barbara (2009): Aggression in der Pflege. Umgangsstrategien für Pflegebedürftige und Pflegepersonal. 4. Aufl., Stuttgart: Kohlhammer, S. 33. (Pflege kompakt: Pflegepraxis)

abgewürdigt wird"[30]. Dabei können verbale Belästigungen, direkter körperlicher Kontakt oder auch eindeutige Gesten Beispiele für sexuelle Gewalt sein.[31]

3. Gewaltprävention und -intervention

Wie in den obigen Ausführungen deutlich wurde, ist das Geflecht der Gewaltformen recht komplex. Ebenso vielfältig können die Gründe für die Anwendung von Gewalt gegen Pflegende sein. Demnach stellen Schirmer et al. in Anlehnung an Nolting fest, dass „ein komplexes Zusammenwirken von aktuellen inneren Prozessen, Situationsbedingungen, personalen Dispositionen und Entwicklungsbedingungen vorzuliegen"[32] scheint.

Ähnlich der von Schirmer et al. angesprochenen Entstehungsbedingungen für Gewaltanwendung, nennen Howerton und Mentes in Anlehnung an verschiedenste Studien und Fachliteratur zahlreiche konkrete Risikofaktoren, die sie den vier übergeordneten Ursachengruppen „Patient and family factors"[33], „Nursing and staff risk factors"[34], „Environmental factors"[35] und „Attitudes of patients and administrators [...] as interacting risk factors"[36] zuordnen.

Als Risikofaktoren, die bei Patienten und Familie liegen, nennen sie beispielsweise akute Krankheitszustände wie zum Beispiel Alkohol- oder Drogenintoxikation, verschärfte emotionale Zustände wie zum Beispiel Angst oder Frustration, spezifische Charaktereigenschaften wie zum Beispiel das Geschlecht sowie Serientäter. Als Gründe, die auf Seiten der Pflegenden liegen können, nennen Howerton und Mentes das Alter, das Geschlecht, die Berufserfahrung sowie die Historie von gegenwärtigen oder vergangenen von Gewalt geprägten Beziehungen. So sind zum Beispiel jüngere und weniger erfahrene Pflegende eher von Gewalt am Arbeitsplatz betroffen, als ältere und erfahrenere Pflegende. Risikofaktoren wie spezifische Umgebungen, in denen Akutpatienten behandelt werden wie zum Beispiel die Psychiatrie zählen zu den Umweltfaktoren. Letztlich führen Howerton und Mentes Einstellungen gegenüber der Pflegesituation und der VerwalterInnen wie zum Beispiel Unzufriedenheit der zu Pflegenden oder ein

---

[30] Ebd.
[31] Vgl.: Schneider, Cordula (2005): S. 35.
[32] Schirmer, Uwe et al. (2012): S. 11f.
[33] Howerton Child, R. J.; Mentes J. C. (2010): Violence against women. The phenomenon of workplace violence against nurses. In: Issues in Mental Health Nursing, 31.Jg., H. 02, S. 90.
[34] Ebd.
[35] Ebd.: S. 91.
[36] Ebd.

Nicht-Eingreifen der Verwaltung bei Gewalthandlungen als Interaktionsrisikofaktoren an.[37]

Doch was kann nun präventiv und intervenierend getan werden, um Pflegende vor derartigen Risiken und Gewaltübergriffen zu schützen beziehungsweise wie können Pflegende sich eventuell selbst schützen. Es ist offensichtlich, dass bestimmte Gewaltformen wie zum Beispiel die kulturelle und strukturelle Gewalt und Risikofaktoren wie beispielsweise der Krankheitszustand und das Geschlecht der PatientInnen nur schwer, kaum oder gar nicht beeinflussbar sind. Ebenso machen Schirmer et al. deutlich, dass es eine Pflege ohne Gewalt nicht geben kann, da diese in einem gesellschaftlichen Kontext stattfindet, dessen immanenter Bestandteil Gewalt ist.[38] Genau deswegen ist es umso wichtiger, dass Pflegende Maßnahmen der Prävention und Intervention kennen, um sich zu schützen. Auch, weil Gewalt, die von PatientInnen ausgeht, schwere „psychische oder physische Verletzungen"[39] für Pflegende zur Folge haben kann. Dabei sind Pflegekräfte „Übergriffen durch Bewohner/Patienten nicht hilflos ausgeliefert. Bei einem akuten Angriff auch auf sich selbst, [...] sind angemessene Gegenreaktionen erlaubt"[40]. Daher soll im Folgenden aufgezeigt werden, wie sich Pflegende vor oder bei Gewaltübergriffen schützen können, indem zuerst Präventions- und dann Interventionsmaßnahmen, welche im Rahmen der Arbeit nur angeschnitten werden können, aufgezeigt werden. Zunächst soll dazu kurz erläutert werden, wie die Begrifflichkeiten Prävention und Intervention in dieser Arbeit aufzufassen sind.

Die Termini *Prävention* und *Intervention* kommen aus dem Lateinischen und werden laut Duden mit den Synonymen „Vorbeugung, Verhütung"[41] und „Vermittlung"[42] erläutert. Dementsprechend richtet eine „präventive Orientierung [...] ihren Blick auf drohende Konflikte und Risiken bei Individuen oder in Sozialräumen und versucht, möglichst frühzeitig in diesen Prozess einzugreifen um die Wahrscheinlichkeit für das Eintreten einer risikohaften Entwicklung zu reduzieren"[43]. Die Intervention ist demnach die „(a)llgemeine Bezeichnung für Maßnahmen, die durch gezieltes Eingreifen in Orga-

---

[37] Vgl. ebd.: S. 90f.
[38] Vgl.: Schirmer, Uwe et al. (2012): S. 18.
[39] Schulz, Michael (2009): Aggression und Gewalt. In: Heilberufe, 61. Jg., H. 04, S. 23.
[40] Zimmermann, Alexandra (2012): Gewalt in der Pflege. Übergriffe durch Bewohner und Patienten – welchen Schutz gibt es?. In: Heilberufe 64. Jg., H. 09, S.53.
[41] Dudenredaktion (Hrsg.) (1991): Duden. Rechtschreibung der deutschen Sprache. 20. Aufl., Mannheim; Leipzig; Wien; Zürich: Dudenverlag, S. 564. (Duden, Bd. 1)
[42] Ebd.: S. 363.
[43] Buschhorn, Claudia (2012): Frühe Hilfen. Versorgungskompetenz und Kompetenzüberzeugung von Eltern. In: Böllert, Karin (Hrsg.): Soziale Arbeit als Wohlfahrtsproduktion. Wiesbaden: Springer VS, S. 46.

nismen, soziale oder technische Systeme dem Auftreten von Störungen vorbeugen, Störungen beheben und/oder ihre Folgen eindämmen sollen"[44]. Aus dieser Interventionsdefinition geht hervor, dass Intervention als eine Art Oberbegriff der Prävention verstanden werden kann beziehungsweise, dass die Prävention einen Teilbereich der Intervention darstellt. Auch Buschhorn führt an, „dass es sich hierbei [gemeint sind die Prävention und die Intervention – H.B.] nicht um ein Gegensatzpaar handelt, welches zwei grundsätzlich verschiedene Handlungsformen beschreibt"[45]. In dieser Arbeit sollen allerdings – ganz im Sinne des Dudens – unter präventiven Maßnahmen diejenigen verstanden werden, die dem Auftreten von Gewaltanwendung gegen Pflegende vorbeugen können. Unter der Intervention sollen dementsprechend diejenigen Maßnahmen angeführt werden, die bei bereits auftretender Gewaltanwendung gegen Pflegekräfte vermitteln können. Der Unterschied liegt damit beim Zeitpunkt des Eingreifens, wobei präventiv vor dem Auftreten und intervenierend nach dem Auftreten des Gewaltereignisses meint.

Richter diskutiert im Rahmen seiner Studie, in welcher er feststellt, dass „(v)erbale Aggressionen [...] im Alltag von Beschäftigten des Gesundheitswesens eine relevante Belastung [darstellen – H.B.], der bislang in der Praxis nur unzureichend begegnet wird"[46], als Präventionsmaßnahmen unter anderem die Förderung der Resilienz[47].[48] Er spricht in diesem Zusammenhang von der Förderung „persönlicher und organisatorischer"[49] Resilienz, wobei die persönliche Widerstandsfähigkeit laut Richter durch kognitive und emotionale Bewältigung und die organisatorische Resilienz durch adäquate Organisation und Unterstützung durch den Arbeitgeber begünstigt werden kann.[50] Richters Anmerkungen zu Möglichkeiten der Prävention vor Gewaltübergriffen bei Pflegen-

---

[44] Fröhlich, Werner D. (1998): Wörterbuch Psychologie. 22. Aufl., München: Deutscher Taschenbuch Verlag, S. 232.
[45] Buschhorn, Claudia (2012): 48.
[46] Richter, Dirk (2014): S. 494.
[47] Resilienz bedeutet wörtlich „„Spannkraft, Widerstandsfähigkeit und Elastizität". Damit ist die Fähigkeit eines Individuums gemeint, „erfolgreich mit belastenden Lebensumständen und negativen Stressfolgen" [...] umgehen zu können [Herv. d. Verf.]". Dabei wird die Resilienz durch Risiko- und Schutzfaktoren beeinflusst, welche in Wechselwirkung miteinander stehen. (Fröhlich-Gildhoff, Klaus; Rönnau-Böse, Maike (2014): Resilienz. 3. Aufl., München; Basel: Reinhardt, S. 9; S. 35. Nach Wustmann, Corina (2004))
[48] Vgl. Richter, Dirk (2014): S. 494.
[49] Vgl. ebd.: S. 498.
[50] Vgl. Ebd.

12

den spiegeln auch die wichtigsten Ansatzpunkte der repräsentativen Literatur und von Artikeln zur Prävention von Gewalt in der Pflege wider.[51]

Dabei betonen Kienzle und Paul-Ettlinger die Wichtigkeit einer professionellen Pflege und der Selbstpflege, was zweifelsohne unter die Förderung der persönlichen Resilienz gezählt werden kann.[52]

Unter professioneller Pflege, welche die AutorInnen als die „beste Prävention gegen Gewalt und Aggression"[53] ansehen, verstehen Kienzle und Paul-Ettlinger ein „hohe Pflegequalität [Herv. d. Verf.]"[54]. Auch Brandl betont, dass „die Bedeutung von Kompetenz in der Pflege [...] für die Gewaltprävention nicht unterschätzt werden (darf)"[55]. Eine hohe Pflegequalität wird durch Schlüsselkompetenzen und -qualifikationen gewährleistet. So kann es als Gewaltprävention verstanden werden, wenn die Fach-, soziale, Methoden- und Selbstkompetenz in angemessenem Maße vorhanden ist.[56] In diesem Zusammenhang soll auf eine Definition der Kompetenzen[57] verzichtet und viel mehr exemplarisch aufgezeigt werden, wie der Grad ihrer Ausprägung zur Prävention beitragen kann. Angenommen eine Pflegefachkraft möchte einen Verbandswechsel bei einem Patienten durchführen. Um einen Verbandswechsel fachlich korrekt durchführen zu können, bedarf es aller oben genannten Kompetenzen. Die Pflegende muss fachliches Wissen und Können zum Beispiel zum Thema Wunden und deren Behandlung besitzen, sie muss die Methodik, also die Schritte eines Verbandswechsels beherrschen und planen sowie die Verbandsmaterialien entsprechend vorbereiten. Dazu muss sie Eigenschaften wie Selbstständigkeit/-bewusstsein, Empathie und Verantwortungsbewusstsein besitzen. Zu guter Letzt muss sie auch in der Lage sein, den Patienten über ihr Vorgehen aufzuklären und ihn eventuell zu beruhigen, wobei auch immer kommunikative Fähigkeiten eine Rolle spielen. Angenommen der Patient merkt nun – während des Verbandswechsels –, dass die Pflegende grob fahrlässige Fehler macht, indem sie bei-

---

[51] Vgl. Kienzle, Theo; Paul-Ettlinger Barbara (2009): Kapitel I. 4, II.4 .; Grond, Erich (2007): Kapitel 7, 8, 9.; Brandl, Katharina (2005): Möglichkeiten zur Gewaltprävention in der Altenpflege. Eine Herausforderung für die Ausbildung. Frankfurt a.M.: Mabuse, Kapitel 6. (Bonner Schriftenreihe „Gewalt im Alter", Bd. 12); Zimmermann, Alexandra (2012): S.53.; Howerton Child, R. J.; Mentes J. C. (2010): S. 92f.

[52] Vgl.: Kienzle, Theo; Paul-Ettlinger Barbara (2009): S. 56-68.

[53] Ebd.: S. 58.

[54] Ebd.

[55] Brandl, Katharina (2005): S. 88.

[56] Vgl. Kienzle, Theo; Paul-Ettlinger Barbara (2009): S. 59 ff.

[57] Zu Definition siehe folgende Quelle: Sekretariat der Kultusministerkonferenz (2011): Handreichung für die Erarbeitung von Rahmenlehrplänen der Kultusministerkonferenz für den berufsbezogenen Unterricht in der Berufsschule und ihrer Abstimmung mit Ausbildungsordnungen des Bundes für anerkannte Ausbildungsberufe, S. 15f. Unter: http://www.kmk.org/fileadmin/veroeffentlichungen_beschluesse/2011/2011_09_23_GEP-Handreichung.pdf (Zugriff: 06.01.2015)

spielsweise die Händedesinfektion vergisst oder dass sie immer wieder zur Tür raus-geht, weil sie Materialien vergessen hat. Vielleicht wirkt die Pflegekraft auf den Patien-ten auch verunsichert, klärt ihn nicht über ihr Vorgehen auf und handelt eventuell grob. Sollte dies der Fall sein, so sind wichtige der oben genannten Kompetenzdimensionen bei der Pflegekraft ungenügend ausgeprägt. Der Patient könnte sich aufgrund dessen in dieser Situation fehlerhaft behandelt fühlen, Frustration und Angst entwickeln oder Schmerzen verspüren. All dies sind Emotionen, die zweifelsohne in aggressivem oder gewalttätigem Handeln resultieren können – siehe oben genannte Ursachen. Im Gegen-satz zu diesem gewaltförderndem Beispiel durch mangelhafte Kompetenzen betonen Kinezle und Paul-Ettlinger, dass das Vorhandensein einer hohen Pflegequalität in Form von Pflegekompetenzen, also auch ein „respektvoller und liebevoller Umgang den Ge-pflegten weniger Angst (macht), ihm weniger Schmerz [...] (zufügt) und Mitarbeitern wie zu Pflegenden Sicherheit (gibt)"[58]. Durch eine hohe Pflegequalität könnte insofern den oben genannten Gewaltformen der direkten und auch der indirekten Gewalt sowie möglichen Ursachen für Gewaltanwendung, die bei PatientInnen und Pflegenden liegen, vorgebeugt werden, da die zu Pflegenden eine in vollem Maße kompetente Pflege erfah-ren und ihnen somit im Rahmen der kulturellen Gewalt die Möglichkeit geboten wird, eventuell vorhandene Stereotype zu revidieren. Das Vorhandensein struktureller Gewalt kann durch eine gute Organisation positiv beeinflusst und die Schwelle zum Übergang von Handlungen in personale Gewalt durch die Vermeidung negativer Emotionen bei den zu Pflegenden heraufgesetzt werden.

Auch Teamgespräche, Supervisionen sowie Fort- und Weiterbildungen zählen zu den Grundvoraussetzungen professioneller Pflege und können somit Gewaltübergriffen vorbeugen. Innerhalb der Gespräche mit dem Team bieten sich Pflegenden die Mög-lichkeiten, Informationen auszutauschen, Probleme anzusprechen, den Umgang mit unerwünschtem Verhalten oder Handlungsalternativen zu besprechen, Beschlüsse zu fassen und Handlungen oder Haltungen zu reflektieren. Dabei ist es vor allem wichtig, innerhalb des Teams eine „Kultur des konstruktiven Umgangs mit Konflikten zu entwi-ckeln bzw. zu ermöglichen"[59].[60] Aber nicht nur das Thema Gewalt kann thematisiert werden. Teamgespräche bieten ebenso die Möglichkeit, ungünstige strukturelle Bedin-gungen anzusprechen und können damit die „*Zusammenarbeit* [Herv. d. Verf.] auf der

---

[58] Kienzle, Theo; Paul-Ettlinger Barbara (2009): S. 58.
[59] Schirmer, Uwe et al. (2012): S. 35.
[60] Vgl. Kienzle, Theo; Paul-Ettlinger Barbara (2009): S. 62f.; Schirmer, Uwe et al. (2012): S. 35.

Station erleichtern und zwischenmenschliche Probleme unter den Mitarbeitern beheben helfen"[61]. Pflegende, die sich innerhalb ihres Teams wohl, verstanden und akzeptiert fühlen, strahlen dies letztendlich auch aus und tragen insofern dazu bei, sich selbst vor direkter Gewalt zu schützen.

Supervisionen[62], Schirmer et. al. sprechen auch von Fallbesprechungen[63], bieten dem Personal im pflegerischen Bereich durch die Anwendung spezieller Kommunikationstechniken und durch das Hinzuziehen neutraler SupervisorInnen die Möglichkeit, Konflikte anzugehen und zu lösen.[64] Themen können zum Beispiel „Gruppendynamische Probleme im Team"[65] oder „Kooperationsprobleme im Team"[66] sein. Die Effekte dieser zum Schutz vor Gewalt sind vergleichbar mit denen der Teamgespräche. Deshalb sei an dieser Stelle auf die obigen Ausführungen verwiesen.

Da die Qualifikation verschiedener Teammitglieder und die Ausbildungsinhalte in den verschiedenen Bundesländern differieren und die Pflege durch neue wissenschaftliche Erkenntnisse einem steten Wandel unterliegt, betont Brandl dass „die Notwendigkeit von Fort- und Weiterbildung auf der Hand (liegt)"[67]. Im Rahmen von Fort- und Weiterbildungen können die oben angesprochenen Kompetenzen erweitert werden. Kienzle und Paul-Ettlinger beschreiben in diesem Zusammenhang folgendes Beispiel:

> „In einer Fortbildung zum Thema „Basale Stimulation" [Herv. d. Verf.] erfährt eine Heilerziehungspflegerin, dass diffuse Empfindungen auf der Haut, die nicht genau identifiziert werden können, Vorsicht und taktile Abwehr (Aggression) auslösen können. Ebenso erhält sie einige hilfreiche Anregungen [,um fachlich korrekt Handeln zu können – H. B.]."[68]

Dieses Beispiel zeigt sehr anschaulich, wie Unwissen aggressives Verhalten triggern kann. Durch die Fortbildung kann die Heilerziehungspflegerin nun lernen, wie sie derartigen Reaktionen durch kompetentes Handeln vorbeugen und sich selbst schützen kann. Aber auch Seminare speziell zum Thema Gewalt können wichtige Informationen liefern, um Gewalt vorzubeugen.

---

[61] Kienzle, Theo; Paul-Ettlinger Barbara (2009): S. 62.
[62] Eine Supervision ist ein „interdisziplinäres Beratungs- und Weiterbildungsformat mit flexiblen Möglichkeiten". Sie kann als Einzel-, Gruppen- oder Teamsupervision stattfinden. (Belardi, Nando (2005): Supervision. Grundlagen, Techniken, Perspektiven. 2. Aufl., München: C. H. Beck, S. 119f.)
[63] Schirmer, Uwe et al. (2012): S. 35.
[64] Vgl.: Kienzle, Theo; Paul-Ettlinger Barbara (2009): S. 62.
[65] Brandl, Katharina (2005): S. 90.
[66] Ebd.
[67] Ebd.: S. 88.
[68] Kienzle, Theo; Paul-Ettlinger Barbara (2009): S. 63.

Unter dem Motto „Nächstenliebe setzt Selbstliebe voraus"[69], betont Grond die Wichtigkeit der Gewaltvorbeugung durch Psychohygiene, worunter Kienzle und Paul-Ettlinger Maßnahmen zur Selbstpflege[70] zusammenfassen. [71] Dabei soll die Psychohygiene die „Aufmerksamkeit von Helferinnen und Helfern schulen und sodann Anlass zu einer *»seelischen Entrümpelung des Alltags«* [Herv. d. Verf.]"[72] bieten. Um sich selbst zu pflegen und damit auch seine Widerstandsfähigkeit positiv zu beeinflussen, sollte ein positives Selbstbild entwickelt werden und sollten sich Pflegende regelmäßig entspannen sowie lieb gewonnenen Hobbys nachgehen. Des Weiteren sollten zwischenmenschliche Beziehungen gepflegt und notwendige Erholungsphasen unbedingt wahrgenommen werden. [73] Dadurch kann die von Richter diskutierte Resilienz gestärkt und eine Art Gleichgewicht hergestellt werden, das es Pflegenden ermöglicht, sich gegenüber gewalttätigen Akten professionell zu distanzieren und davor abzuschirmen.

Mit diesen präventiven Maßnahmen können die oben erwähnten Risikofaktoren, die auf Seiten der PatientInnen, Pflegenden sowie bei den Einstellungen der Pflegenden liegen, beeinflusst werden. Auch die Einstellung der Arbeitgeber hat einen wichtigen Einfluss darauf, ob es zu Gewaltübergriffen kommt. So hat dieser „seinen Mitarbeitern gegenüber eine Fürsorgepflicht"[74]. Er muss demzufolge die Arbeit so gestalten, dass eine „Gefährdung für Leben und Gesundheit möglichst vermieden beziehungsweise gering gehalten wird"[75]. Maßnahmen zum Schutz der Pflegenden könnten eine Verlegung von zu Pflegenden beziehungsweise eine Versetzung von Pflegenden auf eine andere Station oder in eine andere Einrichtung sein. Ebenso könnte der Arbeitgeber dafür sorgen, dass PatientInnen mit hohem Gewaltpotential eventuell ruhiggestellt werden. In diesem Zusammenhang seien auch das Arbeitsschutzgesetz sowie das Jugendarbeitsschutzgesetz erwähnt, welche die Gesundheit der ArbeitnehmerInnen und im Besonderen die minderjähriger ArbeitnehmerInnen schützen und Gewaltübergriffen vorbeugen sollen.[76]

---

[69] Grond, Erich (2007): S. 118.
[70] Unter Selbstpflege versteht Domnowski in Anlehnung an Meng die „Praxis und Lehre vom seelischen Gesundheitsschutz". (Domnowski, Manfred (2005): Burnout und Stress in Pflegeberufen. Mit Mental-Training erfolgreich aus der Krise. 2. Aufl., Hannover: Schlütersche, S. 122.)
[71] Vgl.: Kienzle, Theo; Paul-Ettlinger Barbara (2009): S. 63.
[72] Domnowski, Manfred (2005): S. 123.
[73] Vgl. Kienzle, Theo; Paul-Ettlinger Barbara (2009): S. 63-67.
[74] Zimmermann, Alexandra (2012): S. 53.
[75] Ebd.
[76] Vgl. ebd.; Kienzle, Theo; Paul-Ettlinger Barbara (2009): S. 105-109.

Auch auf der Ebene der gewaltfördernden Umweltfaktoren kann präventiv gehandelt werden. Howerton und Mentes schlussfolgern, dass „(e)nvironmental modifications such as increased security, security equipment (e.g., video cameras), appropriate monitoring of all entrances and exits, and adequate lighting have been shown to contribute to the prevention of WPV [meint Work Place Violence – H. B.]"[77]. Ebenso können bauliche Gegebenheiten wie weite Flure, vorhandene Fahrstühle, Nasszellen im Zimmer oder eine reizarme, freundliche Umgebung den Stress bei Pflegenden und zu Pflegenden minimieren.[78] Somit wäre allen, von Howerton und Mentes festgestellten Risikofaktoren für Gewaltangriffe präventiv entgegengetreten.

Auch auf Bundesebene gibt es Bestrebungen, Gewalt in der Pflege vorzubeugen. So hat beispielsweise die Stiftung Zentrum für Qualität in der Pflege gefördert durch das Bundesministerium für Familie, Senioren, Frauen und Jugend ein Informationsportal zum Thema *Gewaltprävention in der Pflege*[79] erstellt, auf welchem sich Pflegbedürftige, pflegende Angehörige und professionell Pflegende rund um das Thema Gewalt im Kontext Pflege informieren können.

Nicht zuletzt werden auch auf Länderebene Intentionen zur Gewaltprävention in der Pflege dadurch erkennbar, dass das Thema *Aggression und Gewalt* bereits in der Ausbildung des zukünftigen Pflegefachpersonals thematisiert wird. Im Rahmen des Lernfeldes *Mit Krisen und Konfliktsituationen konstruktiv umgehen* sollen sich die Auszubildenden in der Gesundheits- und Krankenpflege bereits mit dem Thema auseinandersetzen.[80]

Was können nun aber Pflegende bei Gewaltübergriffen auf ihre Person unternehmen, wobei sich die Frage nach den Interventionsmöglichkeiten stellt. Dazu soll darauf eingegangen werden, wie Pflegende in einer akuten Situation, in welcher sie mit Gewalt durch PatientInnen konfrontiert sind, reagieren können.

Schirmer et al. nennen dafür 10 Grundregeln, mit welchen sich Konfliktsituationen entschärfen lassen, in welchen es vorwiegend um Selbstkontrolle geht:

- „Agieren Sie und reagieren Sie nicht (Tun Sie etwas – auch etwas Belangloses. Sie demonstrieren damit Handlungsfähigkeit)!
- Bereiten Sie sich gedanklich auf die Situation vor!
- Die Sicherheit aller hat höchste Priorität!

---

[77] Howerton Child, R. J.; Mentes J. C. (2010): S. 93.
[78] Vgl.: Kienzle, Theo; Paul-Ettlinger Barbara (2009): S.49f.
[79] Vgl.: http://www.pflege-gewalt.de (Zugriff: 08.01.2014)
[80] Vgl.: http://www.schule.sachsen.de/lpdb/web/downloads/lp_bfs_gesundheits-%20und%20krankenpflege.pdf?v2 (Zugriff: 08.01.2015)

- Bleiben Sie ruhig und vermeiden Sie hastige Bewegungen!
- Halten Sie Abstand zum Aggressor!
- Bemühen Sie sich um Kontakt zum Aggressor!
- Hören Sie ihm zu und versuchen Sie seine Bedürfnisse, Gefühle usw. wahrzunehmen!
- Verlangsamen Sie die Kommunikation, indem Sie langsam und ruhig sprechen!
- Vermeiden Sie alles, was als Drohung oder Beleidigung aufgefasst werden könnte!
- Holen Sie frühzeitig Hilfe und spielen Sie nicht den Helden!"[81]

Kienzle und Paul-Ettlinger schlagen des Weiteren vor, die pflegerische Handlung zu unterbrechen, indem der Aggressor durch verbale Äußerungen von Stoppsignalen – unterlegt durch adäquate Mimik und Gestik – in seine Grenzen gewiesen wird oder auch die Situation eventuell zu verlassen. Zudem haben Pflegende die Möglichkeit aggressive zu Pflegende abzulenken, indem Sie zum Beispiel Gespräche einleiten, die PatientInnen zum Reden animieren. Auf keinen Fall sollte das gewalttätige Verhalten ignoriert oder verharmlost werden.[82]

Auch kommunikative Strategien oder das Hinzuziehen eines neutralen Dritten, eines sogenannten Mediators, können in einer von Gewalt geprägten Situation helfen, zu vermitteln. In diesem Zusammenhang nennt Richter „Kommunikationstrainings"[83] als wichtige Möglichkeit, um in einer problematischen Situation mit verbalen Aggressionen umgehen zu können. Auf diese soll allerdings nur verwiesen werden, um den Rahmen der Arbeit nicht zu überschreiten.[84] Zum Thema Gewaltfreie Kommunikation existiert inzwischen auch zahlreiche Literatur[85], die diese Thematik umfangreich diskutiert und deeskalierende Handlungsmöglichkeiten aufzeigt.

Am Ende soll noch kurz erwähnt werden, dass inzwischen auch Assessmentinstrumente, welche vor allem für den psychiatrischen Bereich entwickelt wurden, existieren, mit deren Hilfe das Gewaltrisiko bei PatientInnen eingeschätzt und Aggressionen und Übergriffe dokumentiert werden können. Dazu gehören die Bröset-Risiko Checkliste und die Staff Observation of Aggression Scale-Revised (SOAS-R).[86]

---

[81] Schirmer, Uwe et al. (2012): S. 39.
[82] Vgl. Kienzle, Theo; Paul-Ettlinger Barbara (2009): S. 41-45.
[83] Richter, Dirk (2014): S. 494.
[84] Vgl. dazu auch: Grond, Erich (2007): S. 112.;
[85] Vgl. unter anderem: Basu, Andreas; Faust, Liane (2013): Gewaltfreie Kommunikation. 2. Aufl., München: Haufe.
[86]Vgl.:
http://www.gesundheitsdienstportal.de/files/Leitlinien_und_Instrumente_zum_Umgang_mit_Aggression_Gewalt_und_Zwang.pdf (Zugriff: 09.01.2015)

4. Schlussbetrachtung

Es konnte aufgezeigt werden, dass zahlreiche Möglichkeiten existieren, mit deren Hilfe sich Pflegende vor Gewalt durch zu Pflegende schützen können. Dabei existiert zum einen die Möglichkeit präventiv aktiv zu werden, indem frühzeitig gehandelt wird, sodass die Gefahr einer Gewaltanwendung von Beginn an reduziert wird. Zum anderen stehen Pflegenden beim Auftreten von Aggression und Gewalt Maßnahmen zur Verfügung, um zu intervenieren.

Da die Anwendung von Gewalt in Gestalt verschiedener Formen wie der direkten und indirekten Gewalt stattfinden kann und auch die Ursachen von Gewaltübergriffen sehr komplex sind, gilt es auf verschiedenen Ebenen präventiv einzugreifen. Dabei können PflegerInnen direkt, vor allem durch physische, psychische und sexuelle Übergriffe oder indirekt, vor allem durch erschwerende Rahmenbedingungen und Vorurteile, geschädigt werden. Risikofaktoren, welche Gewalt bedingen, können bei den zu Pflegenden und deren Familie, den Pflegenden und der spezifischen Arbeitsumgebung liegen. Auch die Einstellung der Pflegenden gegenüber der Pflegesituation und die der Arbeitgeber kann Gewaltanwendung fördern.

Zuvörderst geht es bei der Prävention von Gewaltanwendung in der Pflege darum, die Resilienz, also die Widerstandsfähigkeit, der Pflegenden zu stärken. Dazu können unter anderem auch eine professionelle Pflege und die Selbstpflege, also die Psychohygiene, beitragen.

Indem Pflegende über Kompetenzen wie die Fach-, soziale, Methoden- und Selbstkompetenz verfügen, tragen sie durch ihre Professionalität dazu bei, Gewaltanwendung einzudämmen, da sich die zu Pflegenden ihren Bedürfnissen angemessen behandelt und ebenso wie die Pflegenden sicherer fühlen. Zusätzlich tragen Teamgespräche, Supervisionen sowie Fort- und Weiterbildungen dazu bei, die Qualität der Pflege zu sichern und damit die Anwendung von Gewalt zu verhindern.

Die Psychohygiene kann für Pflegende wie ein Schutzschild vor Gewalt wirken. Indem PflegerInnen lernen, sich selbst, durch beispielsweise die Entwicklung eines positiven Selbstbildes, Freizeitbeschäftigung, die Pflege zwischenmenschlicher Beziehungen und das Wahrnehmen von Erholungspausen zu pflegen, stärken sie ihr Selbstbewusstsein. Ebenso bieten sie weniger Angriffsfläche für Gewaltübergriffe, da sie nach außen stark und ausgeglichen wirken.

Auch der Arbeitgeber hat die Pflicht seine Arbeitnehmer zu schützen. Indem dieser adäquate Rahmenbedingungen schafft und für den Schutz seiner MitarbeiterInnen sorgt, können Pflegende vor Gewaltübergriffen behütet werden. Dies könnte durch Verlegungsmaßnahmen potentiell gefährlicher zu Pflegender oder auch die Versetzung gefährdeter Pflegender erfolgen. Gesetzlich sind Pflegende durch das Arbeitsschutzgesetz sowie das Jugendarbeitsschutzgesetz abgesichert.

Im Rahmen der Umweltfaktoren Pflegender können technische und bauliche Maßnahmen wir Kameras, adäquate Ausleuchtung, die Bewachung von Ein- und Ausgängen sowie eine reizarme, freundliche Umgebung Gewalt vorbeugen, indem diese rechtzeitig erkannt und somit eingedämmt werden kann. Bauliche Gegebenheiten können den Stress bei Pflegenden und zu Pflegenden minimieren und die Gewalt somit im Keim ersticken.

Auch auf Bundesebene und Länderebene wird versucht, der Gewalt gegen Pflegende vorzubeugen, indem Informationsportale und Lehrpläne dazu beitragen sollen, theoretisches Wissen und praktische Handlungshinweise zu liefern.

Damit sich Pflegende nicht nur präventiv, sondern auch bei Gewaltübergriffen schützen können, gibt es praktische Grundregeln, die helfen können, zu deeskalieren. So sollten diese beispielsweise ruhig bleiben, Abstand halten, aktiv zuhören, nicht Drohen oder Beleidigen sowie das Verhalten nicht ignorieren, Hilfe hinzuholen, Stoppsignale äußern und eventuell auch die Situation verlassen. Auch mit Hilfe von Kommunikation oder durch sogenannte Mediatoren, können Konfliktsituationen bewältigt werden.

Inzwischen existieren zudem Assessmentinstrumente wie die Bröset-Risiko Checkliste und die Staff Observation of Aggression Scale-Revised (SOAS-R) mit deren Hilfe das Gewaltrisiko bei PatientInnen eingeschätzt und Aggressionen und Übergriffe dokumentiert werden können.

Es gibt sicherlich – gerade weil Gewalt eine solch komplexe Problematik ist – viele weitere Faktoren, die helfen können, einer Gewalt gegen Pflegende vorzubeugen oder bei Konflikten zu vermitteln, wobei es sinnvoll wäre, die Wirksamkeit derartiger Maßnahmen in einer Studie zu hinterfragen. Diese Arbeit sollte dabei in einem kleinen Rahmen den Versuch unternehmen, auf die Thematik aufmerksam zu machen sowie präventive und intervenierende Maßnahmen anzudeuten. Für die Zukunft ist es unabdingbar das Handlungsfeld Pflege auf die Anwesenheit von Gewalt hin zu hinterfragen und zu analysieren, „wenn eine humane, gute Pflege für beide Seiten (Pflegeanbieter und Pflegeempfänger) gewährleistet sein soll"[87]. Denn nur „wenn Gewalt als Fehler angesehen wird, können Konfliktsituationen reflektiert und bearbeitet werden"[88]. Insofern gilt es auch Standards zu entwickeln und auszubauen, die Pflegenden helfen können, vor oder in Gewaltsituationen angemessen zu reagieren. Zudem muss auch die Gewalt gegen zu Pflegende mit in die Betrachtung einbezogen werden, um der Gewaltbereitschaft gegen die selbigen entgegenzuwirken. Eine derartige Analyse durchzuführen, ist jedoch Aufgabe einer anderen Untersuchung.

---

[87] Graß, H. et al. (2007): Gewalt gegen alte Menschen in Pflegesituationen. Phänomenologie, Epidemiologie und Präventionsstrategien. In: Rechtsmedizin, 17. Jg., H. 06, S. 371.
[88] Weissenberger-Leduc, Monique; Weiberg, Anja (2011): S.2.

Literatur- und Quellenverzeichnis

Basu, Andreas; Faust, Liane (2013): Gewaltfreie Kommunikation. 2. Aufl., München: Haufe.

Belardi, Nando (2005): Supervision. Grundlagen, Techniken, Perspektiven. 2. Aufl., München: C. H. Beck.

Brandl, Katharina (2005): Möglichkeiten zur Gewaltprävention in der Altenpflege. Eine Herausforderung für die Ausbildung. Frankfurt a.M.: Mabuse. (Bonner Schriftenreihe „Gewalt im Alter", Bd. 12)

Buschhorn, Claudia (2012): Frühe Hilfen. Versorgungskompetenz und Kompetenzüberzeugung von Eltern. In: Böllert, Karin (Hrsg.): Soziale Arbeit als Wohlfahrtsproduktion. Wiesbaden: Springer VS.

Domnowski, Manfred (2005): Burnout und Stress in Pflegeberufen. Mit Mental-Training erfolgreich aus der Krise. 2. Aufl., Hannover: Schlütersche.

Dudenredaktion (Hrsg.) (1991): Duden. Rechtschreibung der deutschen Sprache. 20. Aufl., Mannheim; Leipzig; Wien; Zürich: Dudenverlag. (Duden, Bd. 1)

Franz et al. (2010): Aggression and violence against health care workers in Germany. A cross sectional retrospective survey. In: BMC Health Services Research, 10. Jg., H. 51., S. 1-8.

Fröhlich, Werner D. (1998): Wörterbuch Psychologie. 22. Aufl., München: Deutscher Taschenbuch Verlag.

Fröhlich-Gildhoff, Klaus; Rönnau-Böse, Maike (2014): Resilienz. 3. Aufl., München; Basel: Reinhardt.

Graß, H. et al. (2007): Gewalt gegen alte Menschen in Pflegesituationen. Phänomenologie, Epidemiologie und Präventionsstrategien. In: Rechtsmedizin, 17. Jg., H. 06, S. 367-371.

Grond, Erich (2007): Gewalt gegen Pflegende. Altenpflegende als Opfer und Täter. Bern: Huber. (Pflegepraxis Altenpflege)

Hirsch, Rolf D.; Kranzhoff, Erhard U. (1997): Gewalt: Aspekte des Begriffs. In: Hirsch, Rolf D.; Vollhardt, Bodo R.; Erkens, Fred (Hrsg.): Gewalt gegen alte Menschen. 1. Arbeitsbericht. 2. Aufl., Bonn: Förderverein Gerontopsychiatrie e.V., S. 1-14.

Hirsch, Rolf D. (2000): Definition und Abgrenzung von Gewalt und Aggression. In: Hirsch, Rolf D.; Bruder, Jens; Radebold, Hartmut (Hrsg.): Aggression im Alter. Bonn: Bonner Initiative gegen Gewalt im Alter, S. 15-44. (Bonner Schriftenreihe „Gewalt im Alter", Bd. 7)

Howerton Child, R. J.; Mentes J. C. (2010): Violence against women. The phenomenon of workplace violence against nurses. In: Issues in Mental Health Nursing, 31.Jg., H. 02, S. 89-95.

Kienzle, Theo; Paul-Ettlinger Barbara (2009): Aggression in der Pflege. Umgangsstrategien für Pflegebedürftige und Pflegepersonal. 4. Aufl., Stuttgart: Kohlhammer. (Pflege kompakt: Pflegepraxis)

Matolycz, Esther (2011): Pflege von alten Menschen. Wien: Springer.

Richter, Dirk (2014): Verbale Aggressionen gegen Mitarbeitende im Gesundheitswesen. Ergebnisse einer qualitativen Studie. In: Das Gesundheitswesen, 76. Jg., H. 08/09, S. 494-499.

Schirmer, Uwe et al. (2012): Prävention von Aggression und Gewalt in der Pflege. Grundlagen und Praxis des Aggressionsmanagements für Psychiatrie und Gerontopsychiatrie. 3. Aufl., Hannover: Schlütersche.

Schneider, Cordula (2005): Gewalt in Pflegeeinrichtungen. Erfahrungen von Pflegenden. Hannover: Schlütersche. (Mainzer Schriften: Pflegebibliothek)

Schulz, Michael (2009): Aggression und Gewalt. In: Heilberufe, 61. Jg., H. 04, S. 23-24. Trautner, Kelly (2012): Violence against nurses. Curing an epidemic. In: Ohio Nurses Review, 87. Jg., H. 01, S. 12-13.

Weissenberger-Leduc, Monique; Weiberg, Anja (2011): Gewalt und Demenz. Ursachen und Lösungsansätze für ein Tabuthema in der Pflege. Wien; New York: Springer.

Zimmermann, Alexandra (2012): Gewalt in der Pflege. Übergriffe durch Bewohner und Patienten – welchen Schutz gibt es?. In: Heilberufe 64. Jg., H. 09, S. 52-53.

Internetquellen

Arbeitsgruppe „Krisenmanagement" (2007): Leitlinien und Instrumente zum Umgang mit Aggression, Gewalt und Zwang. Unter:
http://www.gesundheitsdienstportal.de/files/Leitlinien_und_Instrumente_zum_Umgang
_mit_Aggression_Gewalt_und_Zwang.pdf

Der Bund, c/o Escape Media AG. Unter:
http://files.newsnetz.ch/story/1/3/1/13146247/7/topelement.JPG

Sächsisches Staatsministerium für Kultus (2005): Lehrplan für die Berufsfachschule. Gesundheits- und Krankenpflege. Gesundheits- und Kinderkrankenpflege. Unter:
http://www.schule.sachsen.de/lpdb/web/downloads/lp_bfs_gesundheits-
%20und%20krankenpflege.pdf?v2

Sekretariat der Kultusministerkonferenz (2011): Handreichung für die Erarbeitung von Rahmenlehrplänen der Kultusministerkonferenz für den berufsbezogenen Unterricht in der Berufsschule mit Abstimmung mit Ausbildungsordnungen des Bundes für anerkannte Ausbildungsberufe, S. 15f. Unter:
http://www.kmk.org/fileadmin/veroeffentlichungen_beschluesse/2011/2011_09_23_GE
P-Handreichung.pdf

Zentrum für Qualität in der Pflege:
http://www.pflege-gewalt.de

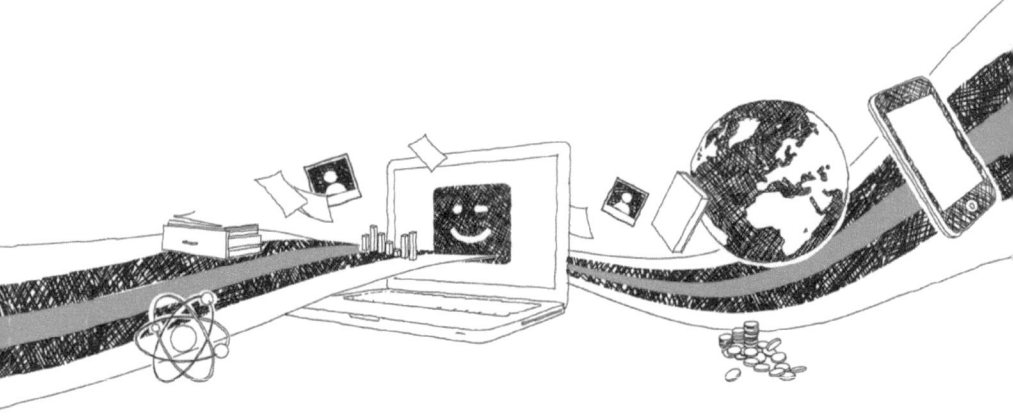
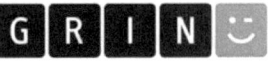